U0332273

【日】青木厚 —— 著

曹逸冰 —— 译

16小时断食术

上海科学技术文献出版社

Shanghai Scientific and Technological Literature Press

果麦文化 出品

留出"不进食的时间"，

享受"空腹状态"。

如此一来，

您的身体就会远离疾病、舒适轻盈。

中性脂肪[1] 含量大大降低，脂肪肝显著改善！

◆

50多岁的男性

患有脂肪肝与睡眠呼吸暂停综合征。

餐后时感困倦乏力。

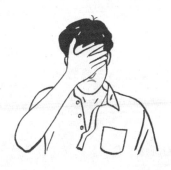

中性脂肪 338 mg / dl　　　GPT 62 U / L

养成断食习惯1年后……

中性脂肪 207 mg / dl　　　GPT 31 U / L

中性脂肪
减少近40%！

────────
1. 即甘油三酯。

血压恢复正常，体重也下降了4公斤！

◆

60多岁的女性

为肥胖与便秘烦恼，

收缩压（高压）超标（＞130 mmHg）。

担心肥胖和高血压引发其他疾病。

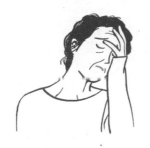

收缩压 135 mmHg

养成断食习惯3个月后……

收缩压 121 mmHg

恢复正常！

想拥有健康的生活，

远离癌症、糖尿病、高血压等疾病。

想拥有不知疲倦、青春永驻、活力十足的身体。

这一定是广大读者的共同愿望。

可惜生而为人，

就不可能永远与疾病绝缘。

随着年龄的增长，

细胞会逐渐衰老，造成疾病、

身体不适和机体老化。

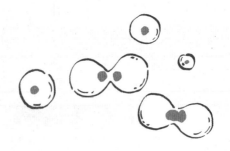

此外，平时的饮食习惯对健康也有很大的影响。

尤其是长期暴饮暴食、摄入过量糖类这样的坏习惯，

会在不知不觉中侵蚀我们的身体。

那么，我们该如何让自己活得更健康、更有活力呢？

旨在保持健康、延年益寿、抗衰老的饮食法何其多。

不过近年来，

最新的医学证据让人们将视线投向了**"拉长不进食的时间"**，

而非"限制饮食的内容"。

本书介绍的断食术以" **细胞自噬机制（autophagy）**"为
基础。

关于细胞自噬的研究，在2016年获得了诺贝尔生理学或
医学奖。

自噬是人体"**更新老旧细胞**"的机制，

读完本书，您会对它有更详细的了解。

有意识地留出空腹时间，哪怕每周只有一次，

也有助于减少过量饮食造成的危害，

减少年龄增长与饮食习惯对身体的伤害，

激活自噬机制，

让身体由内而外焕发活力。

而且这种断食术是人人都能轻松实践的，

效果更是立竿见影。

它也有助于预防癌症、阿尔茨海默病、糖尿病和高血压等疾病，着实神奇。

希望各位读者能通过本书掌握"断食"这剂灵药，收获健康与年轻！

目 录

序 言

▌朋友，你是不是一天天的总觉得累？

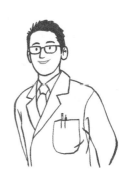

大家好，我叫青木厚。

我是一名医生，专攻内分泌代谢与糖尿病。

在大学医院积累了一定的工作经验后，2015年我在埼玉市开设了一家诊所。在此期间，我接诊过各种生活习惯病的患者，对他们的身体状态比较了解。

在这本书中，我将为大家介绍根据多年经验总结而成的**"终极饮食法"**。

不知各位读者有没有这样的烦恼：

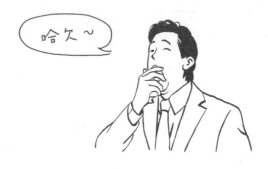

"吃完饭就犯困。"

"感觉肠胃越来越虚弱了。"

"很容易疲劳。"

"什么都不想做，动不动就烦躁，情绪很不稳定。"

年龄增长造成的体力下降、缺乏运动等因素都能造成上述现象，不过你的烦恼，也许来源于"饮食过量"（尤其是糖类的过量摄入）。

说到这里，有些读者可能会说：

"一日三餐，我吃得可规律了！"

"我觉得自己吃得不多啊！"

殊不知，仅仅是一日三餐，就有可能导致"饮食过量"。

据说成年人每日所需的热量约为1800~2200千卡。

而现代人往往会通过饮食摄入大量的热量，尤其是经常外出就餐的人。

光是一个"汉堡包+薯条+饮料"的套餐，就能轻松突破1000千卡。翻开家庭餐厅的菜单，我们也能看到各种热量高达800~1000千卡的菜式。

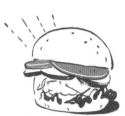

换句话说，通过一日三餐摄入的热量，极有可能是人体所需热量的1.5~2倍。

肥胖，会引发一连串问题

饮食过量会导致各种身体问题。

首先是**内脏的疲劳**。

肠胃和肝脏需要好几个小时来消化我们吃下的食物。可要是我们吃个不停，进食量超出了身体所能承受的极限，内脏就不得不超负荷工作，无暇休息，最终疲惫不堪。

久而久之，内脏的机能便会下降，导致各种问题，比如无法正常吸收营养、无法排出废渣、免疫力下降等。

其次，过量饮食还会导致肥胖。

我们通过饮食摄入的糖和脂肪有一部分被用作大脑、肌肉和内脏运转的热量，而多余的部分会储存在肌肉和肝脏中。这两处储藏不下了，便会以中性脂肪的形式储存在脂肪细胞中。

换句话说，如果你摄入的热量超出了身体能消耗的热量，体内脂肪就会增多。

过多的脂肪（尤其是内脏脂肪）会分泌出有害激素，导致高血糖、高血压与血栓等问题。

有害激素还会引发慢性炎症，情况严重时有可能致癌。

饮食过量的另一个弊端是"增加导致机体生锈的活性氧"。

饮食过量不仅会导致疲劳乏力，更是糖尿病、高血脂等动脉硬化类疾病，脑出血、脑梗死、心绞痛、心肌梗死等缺血性心脏病以及癌症的病因。

每天光是三碗饭，糖类摄入就不少了

更糟糕的是，现代日本人的饮食往往含有大量的糖类（碳水化合物）。

据说成年人每天所需的糖不过170g，而一碗米饭的含糖量高达50g左右，因此**每天吃三碗米饭，就已经用尽了一整天的糖类摄入份额**。

换句话说，如果你每天不光吃三碗米饭，还要来几块甜点，那糖的摄入量就超标了。

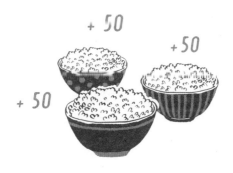

如果你留意超市货架上的加工食品与熟食的配料表，不难发现大多数产品都含有糖。

哪怕每件商品只含少量的糖，时间一久，它们也会让你的身体在不知不觉中陷入"糖类过量"的状态。

摄入过多的糖还会导致各种健康问题。

"容易转化为中性脂肪"是糖的一大特征,因此它不仅会引起肥胖,还有可能导致"**脂肪肝**",即肝细胞内脂肪堆积过多。

脂肪肝如果不及时治疗,就有可能发展成肝硬化或是肝癌等重大疾病。

不过在过量摄入糖类带来的种种问题中,最严重的莫过于"**血糖值(血液中的葡萄糖浓度)迅速上升**"。

血糖值上升时,胰腺会分泌一种叫"胰岛素"的激素。

胰岛素通过向全身细胞输送葡萄糖来降低血糖值。在血糖值迅速上升时,人体会分泌大量的胰岛素,于是血糖值又会迅速下降。

这种过山车式的血糖值波动,会导致"餐后嗜睡""乏力""烦躁"等症状。

此外,如果人体因过量摄入糖类导致血糖值居高不下,就有可能造成:

① 细胞对胰岛素的敏感性逐渐下降。

② 胰腺努力分泌更多的胰岛素。

③ 胰腺不堪重负。

久而久之，容易引发"2型糖尿病"，也就是胰腺的胰岛素分泌量降低。

一旦患上糖尿病，全身的血管就会因血糖值长期偏高受损，患上视网膜病变、肾病、心肌梗死、脑梗死、认知障碍症与癌症等疾病的风险也会随之上升。

▌断食，让你的身体"重置"

那我们该如何保护自己的身体，避免饮食过量、摄入过多糖类带来的诸多危害呢？

方法有很多，比如"控制饮食热量""减少糖类摄入量"等。但我想通过这本书推荐给大家的是——

留出不进食的时间，也就是——断食！

听到"断食"二字，大家可能会联想到"饥肠辘辘""痛苦不堪"之类的词语，但是在本书中，"断食"与"空腹"指的是"不吃东西的状态"。

刻意制造空腹时间，就能让内脏充分休息，血糖值也会缓缓下降。

而且在最后一次进食的10小时后，肝脏中储存的糖就会耗尽，于是人体就会分解脂肪，将其用作热量。超过16小时不进食，人体与生俱来的"细胞自噬机制"便会被激活。

所谓细胞自噬，就是"更新细胞内老旧蛋白质"的过程。据说当细胞处于饥饿或缺氧状态时，自噬机制就会启动。

身体的不适与衰老，就起因于细胞的衰老与损坏。

特别是当细胞中的线粒体（进行呼吸、生成热量的重要细胞器）老化时，细胞不可或缺的热量就会减少，活性氧则会相应增加。

通过自噬机制由内而外更新老旧破损的细胞，就可以远离疾病，延缓衰老。

换句话说，断食能带来各种各样的"身体重置效果"，比如：

- · 缓解内脏疲劳，强化内脏机能，提升免疫力。
- · 降血糖，促进胰岛素的正常分泌，修复血管损伤。

- 促进脂肪分解，改善肥胖引起的各种问题。
- 更新细胞，改善身体的种种不适，延缓衰老。

由此可见，**断食是功效显著的灵药**。

而且实践这种饮食法无需进行复杂又麻烦的热量计算。

非断食时间想吃便吃，断食期间如果实在觉得饿，也可以用坚果垫一垫。

为了激活自噬机制，需要断食全少16个小时，但只要巧妙利用睡眠时间，实践起来就不费吹灰之力。每天断食当然是最理想的，可即使只是每周末实践一次，也能收获身体重置的效果。

我的答案是——断食

当然，我自己也保持着断食的习惯。

顺便一提，我是这样分配时间的：

【工作日】

· 早上7点起床，吃一顿清淡的早餐。

· 晚上9点左右，吃一顿正常的晚餐。

· 两餐之间不进食。

· 如果饥饿感强烈到有可能影响工作的地步，就吃少许坚果。

【节假日（双休日中选一天）】

起床后不吃早餐和午餐，只吃晚餐。

我会在工作日腾出13~14小时进行断食，节假日则断食整整24小时，以达到重置身体的目的。

"断食24小时"听起来好像很难熬，其实前一天正常吃晚餐，第二天晚一些起床，再少吃一顿午餐，就可以凑满24小时了。

我之所以会采用这套饮食法，并且确信"断食"管用，是因为找得过古癌。

身为医生，我当然一直都很注意饮食。

即便如此，我还是在日常生活中不知不觉掉进了"饮食过量"与"过度摄入糖类"的陷阱。

内脏脂肪日积月累，"三高"体质悄然形成。2010年，40岁的我竟查出了舌癌。

手术成功切除了病灶，但我要是不改变生活习惯，癌症就很有可能复发。

于是我阅读了各种文献资料，并根据自己治疗糖尿病和其他生活习惯病患者的经验知识，深入思考了**"怎样的饮食法才能让我们轻轻松松、毫无压力地远离疾病"**。

借助"断食"的力量，便是我得出的结论。

刚开始实践时，由于以往的饮食习惯根深蒂固，我总忍不住在断食期间吃很多坚果，好在身体渐渐适应。4个月后，内脏脂肪造成的大肚腩就消失不见了。

一度达到78cm的腰围也降到了70cm，至今没有反弹。

而且我感觉身体变得轻盈了，也不容易疲劳，癌症也没有复发的迹象。

总而言之，只需断食一定的时间，就能重置饮食过量和过量摄入糖类造成的负面影响。

无需费时费力计算热量，就能缓解内脏的疲劳，降低血糖，减去多余脂肪，更新细胞，让我们远离各种健康问题、疾病和衰老。

希望各位读者也能掌握"断食"这剂灵药，拥有远离疾病、不知疲劳、不惧衰老的身体。

"一日三餐规律进食"与"断食"
哪种习惯能带来长寿与健康？

第一章

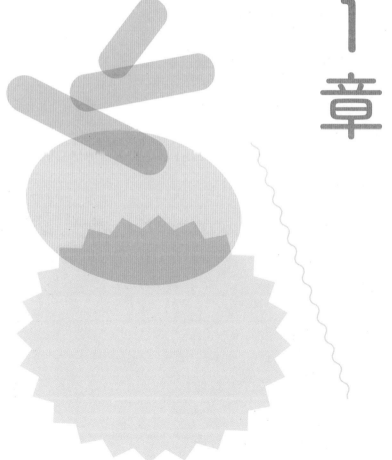

"一日三餐有益健康"是误区

"一日三餐"就是对的吗?

首先,我要问大家一个问题:
你一天吃几顿饭?

或者说,你觉得:
一天吃几顿饭最健康?

想必大多数读者会这么回答:
"我一向都是一日三餐,饮食可规律了。"
我坚信一日三餐是健康的基础。

日本NHK电视台在2016年进行的"膳食生活舆论调查"也得出了同样的结果。被问及每天平均进餐多少次时,回答"3次"的受访者最多,占81%。

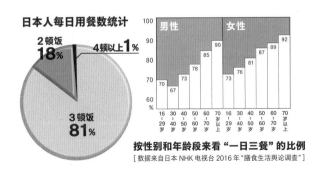

日本人每日用餐数统计

2顿饭 **18%** 4顿以上**1%**

3顿饭 **81%**

按性别和年龄段来看"一日三餐"的比例

[数据来自日本NHK电视台2016年"膳食生活舆论调查"]

八成以上的日本人吃得太多了！

身体不适与衰老的原因，就隐藏在一日三餐的习惯中。

一日三餐人群的占比，在16~29岁这个年龄段中只有70%左右，无论男女。60~69岁则是85%以上，70岁以上更是超过了90%。可见年龄越大，坚持"一日三餐"的人就越多。

这项调查告诉我们，"一日三餐"的习惯早已根深蒂固，但我偏要振臂高呼：

"一日三餐最健康"这一观念，

并没有确凿的证据支持！

而且长期一日三餐会对我们的身体和健康造成种种危害，比如：

· 肠胃等内脏得不到足够的休息，疲惫不堪。

· 体内容易出现炎症。

· 导致"饮食过量"与"肥胖"。

· 高血糖风险上升。

· 易衰老。

"一日三餐" 并非自古以来的饮食观

一日三餐的习惯是"最近"才在日本普及开的。

至于普及的契机，学界众说纷纭。有人说："因为江户初期1657年的明历大火发生后，幕府不仅为从事重建工作的木匠和工匠提供早餐和晚餐，还增加了午餐。"也有人说："因为电灯在江户后期逐渐普及，人们每天的活动时间延长了。"还有人说："因为政府在明治维新后为军队提供一日三餐。"总而言之，**在江户时代之前，除了武士、木匠等体力劳动者，一日两餐才是常态。**

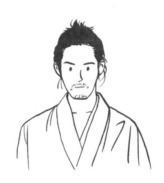

另外在1935年（昭和10年），国立营养研究所的医学博士佐伯矩提出："日本男性每天需要2500~2700千卡的热量，只吃两餐是不够的。分成一日三餐，均衡膳食，才能

强健体魄。"据说这也是推动一日三餐普及的因素之一。

不过，我觉得"2500~2700 千卡"这个数字太高了。

人体每天消耗的热量是因人而异的，但各个年龄段的基础代谢率（内脏运转、保持体温等维持生命的活动所需的最低热量）大致如下：

30~49 岁：男性 1500 千卡；女性 1170 千卡。

50~69 岁：男性 1350 千卡；女性 1110 千卡。

70 岁以上：男性 1220 千卡；女性 1010 千卡。

一般来说，即使加上运动等方面消耗的热量，成年人每天所需的热量也不过 1800~2200 千卡。

而且现代日本人往往缺乏运动，消耗的热量不多，无需通过一日三餐摄入 2500~2700 千卡的热量。

如果你吃饱就犯困……

到这里为止，也许很多读者还看得云里雾里。

毕竟"饮食过量"一旦沦为常态，人就很难意识到自己

吃得太多。

有些读者可能会想：
我一天吃三顿饭，胃也没有很撑啊，完全没有吃得太多的感觉。

好，那我再问大家一个问题。
你会不会在餐后产生"困倦乏力"的感觉？
如果答案是肯定的，那就要格外注意了。
因为这种现象，正说明你有可能"吃得太多"。

进餐后，血液会聚集到胃肠促进消化，血糖值也会上升，所以略感困倦也是在所难免。
问题是，如果你的困倦感非常明显，那就意味着你很有可能"吃得太多"，以至于"肠胃等内脏日渐虚弱"。
如果食物的摄入量长期超出身体能正常消化的范围，体内就会发生这样的变化：
肠胃因每天超负荷工作疲惫不堪，导致消化能力下降。

然而，食物仍在源源不断地进入体内，肠胃自然无法将它们全部消化。

于是未消化的食物就会在肠道内积聚、腐败，产生有害物质，致使肠道环境恶化，进一步影响肠道机能。

因超负荷工作劳累过度的还有肝脏。

肝脏负责为食物"解毒"，并储存通过食物获取的热量。大量食物源源不断进入人体，就会导致肝脏无暇休息，疲惫不堪。

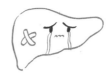

内脏的疲劳、肠道内产生的有害物质及肝脏没能分解的毒素，都会导致各种健康问题。

餐后昏昏欲睡、疲惫乏力，也许是疲劳的肠胃和肝脏发出的信号。

长期餐后嗜睡是血糖值飙升的证据

餐后嗜睡也可能是因为吃了太多的米、面、面包或甜食。

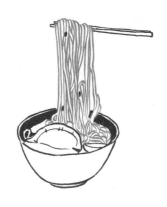

　　过度摄入这类食品会导致血糖值飙升。

　　血糖过高会对身体造成种种伤害，因此胰腺会分泌一种叫"胰岛素"的激素降低血糖值。

　　如果血糖值的升降是平缓的，倒也没什么问题。但血糖一旦飙升，人体就会急于降低血糖，于是大量分泌胰岛素，将血糖值压得太低。

　　而血糖值的快速升降会引起乏力、困倦、烦躁等症状。

　　平时大量摄入糖类的人要格外注意。

　　因为人体若是长期处于血糖剧烈波动的状态，就很容易造成慢性的高血糖，增加患糖尿病的风险。

　　餐后总是异常困倦、疲惫、乏力的人，很可能处于血糖值长期偏高的状态。

请立即停止你不假思索的进食行为

"我一直都有一日三餐的习惯。"

"应酬的时候，店家上什么菜，我就吃什么，从来不多考虑。"

"不想浪费家里和饭局剩下的菜肴，总会下意识多吃两口。"

如果你也是这样，请务必检查一下自己的身体状况：

你会不会在没有胃口的时候硬逼着自己吃东西？

你会不会在没觉得饿的时候下意识吃东西？

餐后有没有困倦、疲惫、乏力的感觉？

进餐的本质本该是：

为保持健康摄取身体所需的营养。

如果我们出于习惯与惯性，大量摄入身体并不需要的食物，损害了健康，那就是本末倒置了。

你的内脏，一直都在渴望得到喘息的机会。

　　而且随着年龄的增长，人体每天需要的热量会逐渐减少。所以我们也要相应地调整饮食的质与量，尤其是"量"。

　　我们完全没必要抓着"一日三餐"不放。

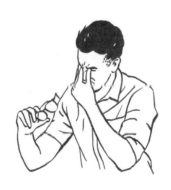

"一日三餐"会使肠胃疲劳，
导致种种不适

▌上顿还没消化完，下顿又来了

那就让我们再深入分析一下"一日三餐"对身体造成的伤害吧。

说起一日三餐的弊端，首当其冲的就是，你的肠胃没有喘息的机会。

据说食物在胃内停留的平均时间为 2~3 小时。脂肪含量较高的食物则需要 4~5 小时。

而小肠需要 5~8 小时分解来自胃部的食糜，并吸收 80% 的水分和营养物质。大肠需要 15~20 小时来回收未被小肠完全吸收的水分。

然而在一日三餐的状态下，早餐和午餐的间隔是 4~5 小时，午餐到晚餐则是 6~7 小时。上一餐的食物还在胃和小肠里，下一餐又来了。

于是胃肠只能不断消化，得不到休息，愈发疲惫。

而且随着年龄的增长，消化液的分泌量会越来越少，胃肠的机能也会不断下降。

于是消化所需的时间就更长了，肠胃也更容易疲劳了。

你有没有烧心、胃胀气或是食欲不振？

一日三餐造成的肠胃疲劳，

会对身体产生种种负面影响。

首先，肠胃疲劳与消化功能的衰退，会导致人体无法正常摄取食物中的营养，难以保障身体所需的维生素、矿物质和微量元素。于是人就很容易疲劳，皮肤与头发的状态也会变差。

其次，肠胃疲劳也会导致烧心、**胃胀气**与**食欲不振**。

食道和胃之间的肌肉变弱，导致胃部入口变松弛，胃液倒流至食道，便会出现"烧心"的症状。

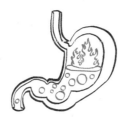

"胃胀气"则是因为胃部机能衰减，消化时间变长，所以食物会长期停留在胃里，于是人就不想吃东西了。

如果你觉得"最近经常烧心胀气"，或是"食欲大不如前"，那就说明你的胃太累了，请一定要让它休息一下。

另外，烧心、胃胀气和食欲不振的频率过高，或者持续时间过长，可能会导致胃炎等疾病。说不定这些症状出现的时候，你已经得病了，还是去医院检查一下为好。

▌你有没有便秘、腹泻、皮肤粗糙或者体味很重？

肠道机能一旦下降，没有消化干净的食物就会残留在肠道内，渐渐腐败，生成氨等有害物质。

肠道中有各种细菌，它们能大致分成三类：

- 辅助消化、帮助人体维持健康的有益菌。
- 使肠道内物质腐败、带来疾病的有害菌。
- 在身体虚弱时引发疾病的条件致病菌。

在人体处于健康状态时，占上风的是有益菌。然而当肠道内积攒了大量垃圾、废物与有害物质，导致肠道环境恶化时，占优的就成了有害菌。于是肠道机能会进一步下降，形成恶性循环，造成便秘、腹泻等问题。

顺带一提，当胃液因年龄增长或胃部疲劳而减少，致使未充分消化的食物进入肠道时，肠道菌群的平衡也会被打破，造成肠道环境恶化。

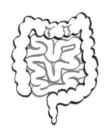

此外，肠道内产生的有害物质会通过血液循环流转全身。

久而久之，**皮肤会变得粗糙，体味也会加重**，甚至有可能引发癌症等疾病。

肠道不仅负责消化、吸收食物，将人体不需要的东西和代谢废物排出体外，还具有"免疫功能"，即"排除试图入侵人体的异物（比如病毒、毒素），保护身体"。

因此肠道机能下降与肠道环境的恶化也会削弱免疫系统，使我们更容易患上传染病（如感冒、肺炎），甚至造成严重的过敏与癌症。

肝脏不会说话，但它需要休息

因一日三餐而疲惫不堪的还有肝脏。

不，也许肝脏的劳累程度更甚于肠胃。

大家常说肝脏与肾脏都是"沉默的器官"，我们平时几乎不会意识到它们的存在。

时常关注自己的肠胃，却很少关注肝脏的状态，除非喝了很多酒，或是肝脏出了问题。想必这是大多数人的常态。

其实肝脏是非常勤劳的器官。

进餐后，肝脏会将进入体内的营养物质转化为身体所需的热量，将多余的热量储藏起来，处理食物中的酒精、氨等毒素，并分泌胆汁帮助消化吸收脂肪……

由此可见，肝脏在人体中发挥着许多作用。

因此，如果两餐的间隔时间太短，以至于食物源源不断地进入体内，肝脏就不得不超负荷工作，日益疲惫。

肝脏机能一旦因疲劳衰减，本应由肝脏分解的毒素和废物就会残留在体内，由食物转化的热量也会减少，使身体更容易疲劳。

久而久之，人还会食欲不振，连酒都喝不出滋味了。肝炎、脂肪肝、肝硬化甚至肝癌等疾病的风险也会直线上升。

很多人认为进餐就是"把食物放进嘴里"，觉得"一旦把食物咽下去，这一餐就算是吃完了"。

但我们绝不能忘记，**身体中的每个器官都会在进餐后全速运转**。对身体来说，真正的"进餐"其实始于咽下食物之后。

每个人都需要休息。同理，我们体内的器官也需要休息。

"饮食过量"造成的伤害随年龄增长

为什么你意识不到自己吃多了？

"容易造成饮食过量"也是一日三餐的一大弊端。

"定时进餐"看似健康，殊不知这种习惯并非百利无害。它会让我们"意识不到自己吃多了"。

身体的状况时刻都在变化。

比如，大家肯定都遇到过这样的情况："上一顿吃了高热量的东西，所以短期内身体不需要太多的热量。"

在这种情况下，我们完全可以等身体产生了饥饿感再进餐。但你要是习惯了定时进餐，不管自己是不是饿了，也不管身体是否需要热量，就很容易造成"饮食过量"。

而且胃是有弹性的，会根据进食量膨胀。

换句话说，如果你长期饮食过量，胃就会一直处于膨胀状态，远超身体所需的食物也装得下。

在这种状态下，除非你吃得特别多，超过了胃的承受极限，否则就很难察觉到饮食过量的问题。

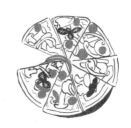

晚上吃太多，影响睡眠质量

饮食过量会对身体产生种种负面影响。

首先，摄入的食物越多，消化所需的时间就越多，这必然会给胃和肝脏造成负担。

晚上吃得太多尤其糟糕，本该休息的内脏不得不在睡眠期间持续工作，**睡眠质量也要大打折扣**。

其次，**饮食过量会导致体内活性氧的增加**。

活性氧具有"氧化性"，有助于杀灭进入人体的病毒和其他异物。但与此同时，活性氧的攻击也会对人体体内的DNA与细胞造成损害。

导致活性氧增多的原因是多方面的，包括压力、紫外线、病毒、细菌、毒物等异物侵入体内、运动过度等，"饮食过量"也是其中之一。

活性氧一旦过量，细胞就会遭到氧化和破坏，加快老化，使皮肤出现皱纹和色斑。细胞受损也会引发癌症等各种疾病。

吃得太多，血管倒霉

饮食过量的危害不仅于此。

来自食物的营养物质是通过血液输送至全身的，而当饮食过量导致血液中的营养物质过剩时，血液和血管的状态也会恶化。

饮食过量的人往往会摄入过多的"糖类"（如米饭、面条、面包、甜食等）和"脂肪"（如肉类、油类等）。

而过多的糖类和脂肪会增加血液中的中性脂肪（甘油三酯）和低密度胆固醇（俗称"坏胆固醇"）。这些物质会附着在血管壁上。

久而久之，血管就会变窄，影响血液循环，造成种种危害。比如：

△ 营养无法到达身体的每一个部位，代谢废物无法正常排出，人体更容易出现疲劳、四肢冰凉、皮肤粗糙等问题。

△ 心血管高负荷工作，导致血压升高与动脉硬化，增大脑梗死、心肌梗死、脑出血、心力衰竭的风险。

此外，摄取大量富含糖类的食物，也会导致血糖值过高。血糖长期偏高，患糖尿病的风险也会上升。

脂肪是如何堆积的？

饮食过量的危害也与"内脏脂肪"有着密不可分的关系。

从食物获取的糖类和脂肪会以下列两种形式为人体所用：

◆ 大脑、肌肉和内脏运转的动力。
◆ 细胞的原材料。

剩余的营养物质则储存在肌肉和肝脏中，以备不时之需。

问题是，肌肉和肝脏的储存空间是有限的，放不了太多。

于是身体就会用一种可怕的方式，将肌肉和肝脏放不下的热量储存起来。

那就是将热量转化为中性脂肪，并储存在脂肪细胞中。

这个法子着实叫人头疼，却也是无可奈何。

毕竟脂肪细胞很有弹性，可以吸收中性脂肪，膨胀到原来的数倍大。

这种状态就是人们常说的"脂肪堆积"或者"脂肪增多"。放眼人休，能像这样无限增容的也只有脂肪细胞了。

另外，膨大的脂肪细胞会分泌出"TNF-α""IL-6"等有害激素，导致糖尿病、高血压与慢性炎症，增加患癌风险。

顺带一提，脂肪大致可分为两种，分别是皮下脂肪和内脏脂肪。

顾名思义，皮下脂肪就是"位于皮肤下方的脂肪"，覆盖了整个表面。内脏脂肪则是堆积在内脏周围的脂肪。

身材发福、全身都是赘肉的人往往是皮下脂肪偏多。而所谓的"三高身材"（其他部位很瘦，却挺着大肚腩）则是内脏脂肪偏多。

女性更容易长皮下脂肪，男性更容易长内脏脂肪。

脂肪过多，心脏受累

脂肪常被视为"减肥"与"健康"的头号劲敌，人人喊打。殊不知脂肪在人体中也发挥着多方面的作用，比如：

△ 储存热量。

△ 维持体温。

△ 固定内脏的位置。

△ 起到缓冲作用，保护身体不受外界刺激。

△ 合成激素和胆汁的原料。

△ 辅助吸收各种维生素。

换句话说，脂肪是人体不可或缺的物质，不过脂肪过多也会对身体造成各种负面影响。

首先，脂肪增多导致的体重增长不仅**会改变人的外貌**，更会**增加腿脚的负担**，使之更容易受伤。

颈部周边堆积的脂肪过多，气管就会受到压迫，增加睡眠呼吸暂停综合征的患病风险，**影响睡眠质量**。

此外，血液与淋巴循环也会受到影响。

正常情况下，来自食物的营养物质会通过血管被人体吸收，而人体不需要的物质和代谢废物会通过血管和淋巴管排出体外。

然而，肥大的脂肪细胞若是压迫到了血管和淋巴管，血液与淋巴循环便会受阻。这种状态会**增加心脏的负担，导致高血压、心衰和浮肿**。

久而久之，患心脏病的风险就会增加，全身各个器官的功能也会衰退，引发种种问题。

内脏脂肪堆积，容易分泌有害激素

其实脂肪细胞会分泌多种激素，有调整身体机能的作用，只是大家不太了解罢了。

在正常情况下，脂肪细胞分泌的是有益于身体的激素，比如：

◆ 雌激素（estrogen）。
◆ 瘦素（leptin）有助于抑制食欲，增加热量消耗。
◆ 脂联素（adiponectin）可修复受损血管，燃烧糖类和脂肪，抑制肿瘤生长。

但是当脂肪细胞增大时，激素的分泌机制就会失调，有益激素的分泌量下降，取而代之的则是不利于身体的"有害激素"，比如：

◆ TNF-α 促使血糖上升，增加患糖尿病的风险。

◆ IL-6导致慢性炎症，引发癌症、糖尿病和风湿。

◆ PAI-1使血栓（形成于血管内的血块）难以溶解。

换句话说，人体一旦因过量饮食陷入脂肪过剩的状态，就很容易在有害激素的作用下出现下列问题：

◆ 血管中的伤口难以修复。

◆ 血栓难以溶解。

◆ 肿瘤增殖。

◆ 血糖升高。

久而久之，患上糖尿病、脑出血、脑梗死、心肌梗死与癌症等疾病的风险也会增加。

而且研究结果显示，内脏脂肪比皮下脂肪更容易分泌有害激素。

所以我们才说，"三高身材"的人比全身都胖的人更容易得生活习惯病。

年纪越大，越要小心饮食过量

综上所述，一日三餐与饮食过量会对身体造成种种伤害。

而且伤害的严重程度与年龄成正比，因为：

- 新陈代谢随年龄增长减缓，即便进餐量保持不变，也容易饮食过量。
- 细胞随年龄增长日渐老化，致使器官与血管愈发脆弱。

那我们到底应该吃几顿呢？又该吃些什么呢？
怎样才能预防饮食过量造成的危害呢？

也许有些读者会说：
"必须好好计算每顿饭的热量！"
"得好好想想什么可以吃，什么不能吃！"

其实大家不用想那么复杂。

有一个**更简单的方法**可以保护我们的身体免受饮食过量的伤害，留住健康与青春。

美国最新研究证明，
"断食"才是长寿与健康的关键

美国最新研究证实了"断食"的功效

保护身体免受饮食过量的伤害，留住健康与青春的简便方法，就是"制造空腹状态"——断食！

近年来，美国医学界对断食与健康的关系进行了大量的研究，发表了许多这方面的论文。

人们早就知道"控制热量摄入可抑制各种疾病的发生，使人健康长寿"。而研究论文表明，断食不仅可以降低体重和体脂率，还能有效预防多种疾病，比如：

→ 糖尿病。

→ 恶性肿瘤（癌症）。

→ 心血管疾病（心肌梗死、心绞痛等）。

→ 神经退行性疾病（阿尔茨海默病、帕金森病等）。

"空腹"与"断食"其实真的不难

也许很多读者一看到"空腹""断食"这样的词语便

会觉得好像很难的样子，认定"我肯定不行"。

但我所提倡的断食术与通常意义上的"断食"有很大的不同，因为它**易于实践**，大家可以继续吃自己爱吃的东西，同时享受"空腹"带来的效果。"断食"二字往往和骨瘦如柴的苦行僧联系在一起，不过请大家先把这种印象放一放。

不知大家有没有过这样的经历：

◆ 因为工作、家务、照顾孩子太忙无暇用餐，一整天顾不上吃东西。

◆ 沉浸在自己的爱好中，好几个小时都不记得吃饭。

◆ 放假时在床上躺了大半天，回过神来才发现，从前一天晚上开始就没吃过东西。

在我看来，这些情况都算"断食"。

拼命捂着咕咕作响的肚子，靠喝水撑过一整天，甚至是好几天——大家完全没必要受这样的罪。

我们的目标是在不勉强自己的前提下，尽可能制造空腹时间，实现下列目标：

- 为肠胃和肝脏创造休息的机会。
- 燃烧脂肪。
- 改善血液状态。

8 小时睡眠，不就已经达成目标一半了？

那么，我们需要留出多长的空腹时间呢？

近年来，关于"断食"的说法可谓铺天盖地。

但每种说法都不太一样，断食的时间与断食期间可以吃的东西更是众说纷纭。想必很多读者也觉得晕头转向，不知道该相信谁才好。

作为一名医生，我浏览过各种关于"断食"的论文，也治疗过许多为控制血糖而头疼的糖尿病患者。

不仅如此，我还亲身实践断食，并仔细观察效果，反复思考怎样才能最大限度地享受"空腹"的功效。

最终，我得出了一项结论："断食16小时以上，功效最为显著。"

也许有些读者觉得"16小时太长了"，但只要把睡眠时间充分利用起来，就能轻轻松松凑出16小时。

如果你习惯每天睡8小时，那么再空腹8小时就足够了。如果你每周末都要睡10~12小时，再空腹4~6小时，就能凑够16小时。

怎么样？这么算下来，可行性是不是还挺高的呀？

当然，如果你觉得"一上来就空腹16个小时太难了"，工作日实施起来也有困难，也可以循序渐进，只在周末尝试也无妨。

▎人体神奇的"自噬机制"

为什么要断食"16小时"呢？这个数字可不是我随便乱说的。

首先，**在最后一次进食的10小时后，储存在肝脏中的糖会用尽**。于是人体便开始分解脂肪，将其用作热量。

而在断食16小时后，人体的"自噬机制"便会启动。

对大家来说，"自噬"可能是个陌生的词汇，但它是本书中的重要概念。下面就为大家简单介绍一下人体的

"自噬机制"吧。

我们的身体由60万亿个细胞组成，而细胞的主要成分是蛋白质。

在日常生活中，老旧、破损的蛋白质大多会被排出体外，而没能完全排出的会积聚在细胞内，导致细胞衰老，进而引发各种不适与疾病。

正常状态下，人体通过食物摄取营养，制造必要的蛋白质。

然而，**在某种原因造成人体无法获得营养的时候，人体会试图用"体内的物质"制造蛋白质，以维持生命。**

于是，**人体会收集细胞中的老旧、破损蛋白质，将其分解，再合成新的蛋白质。**

每个细胞都含有成百上千个被称为"线粒体"的细胞器。

线粒体是细胞进行有氧呼吸的主要场所。它们利用从食物提取的营养物质和通过呼吸获得的氧气合成"ATP"（三磷酸腺苷），而ATP正是细胞活动不可或缺的能量。

细胞内的线粒体越新、越有活力，就能合成越多的能量，人也会更年轻、更健康。而自噬正是让线粒体焕发新生的机制。

换句话说，**自噬就是让老旧细胞由内而外焕新重生的机制。**

细胞一旦焕新，人体不需要的垃圾与废物就会被一扫而空。细胞、组织与器官的功能也会被激活。于是身体便能远离疾病，重拾活力。

此外，自噬还能分解并净化侵入细胞的病原体，是维持健康的关键机制。

▎ "空腹"是打开"自噬机制"的开关

不过自噬机制有一个特征：

在人体能通过食物获取足够的营养时，自噬机制不容易被激活。

因为自噬是人体内置的保命机制，用于应对外界的强大压力。**只有在细胞处于饥饿或缺氧状态时，自噬机制才会启动。**

具体来说，自噬只会在上次进餐的大约16小时后启动。

换言之，只有刻意制造空腹时间，否则就无法让细胞

通过自噬重获新生。

反之，若能在睡眠时间之外留出几个小时的"不进餐时间"，哪怕一周只有一次，就能在"给内脏放假""减脂""改善血液状态"的基础上享受到自噬机制带来的细胞焕新功效。

2016年，东京工业大学的大隅良典名誉教授因其对自噬机制的研究获得了诺贝尔生理学或医学奖。

我们完全可以说，自噬已经吸引了全世界的关注。

"断食"能够重置一日三餐与饮食过量造成的伤害，使身体由内而外焕发新生。

如此看来，将断食比作灵药也毫不为过。

在下一章中，我将为大家介绍轻松制造空腹时间的具体方法。

轻松制造"空腹"状态，
让身体恢复活力的断食术

第2章

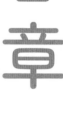

8 小时睡眠 + 8 小时空腹

对身体有奇效

8小时睡眠＋8小时空腹，就是这么简单

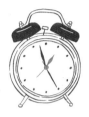

给内脏放假，燃烧脂肪，促进血液循环，借助自噬机制使细胞恢复活力。

如此一来，机体就会被重置，收获身心层面的年轻与健康。

在本章中，我将为大家介绍这种终极断食术的具体做法。

实践这种断食术，无需遵守"每天必须吃×种食材""不能吃这个或那个"这种琐碎又麻烦的规矩。

主要规则不过一句话：

在睡眠时间的基础上，

制造数小时的不进餐时间（空腹时间）。

就是这么简单。

"睡眠时间+起床后不进餐的时间"持续10小时以上，人体就会开始分解脂肪。持续16小时以上，自噬机制便会启动。

假设你每天睡8小时，那么只需在此基础上再断食8小时，就能凑满16小时。

将额外的8小时平均分配到睡眠前后，就是"睡前4小时+起床后4小时不进食"。如此一来，便能达到目标。

每天断食当然是最理想的，但是受工作和家庭事务的影响，操作起来恐怕很难。

没有条件的读者可以把周末利用起来，每周实践一次。

如此一来，也能享受到重置身体的效果。

无需节食忌口！

"一上来就断食4小时也太难熬了！"

"刚起床的时候实在是饿得慌！"

如果你有这样的困扰，不妨循序渐进，从断食2~3小时做起。

渐渐地，你的身体就会习惯空腹状态。

"断食期间实在饿得难受！"

"饿得无法集中注意力，都影响工作效率了。"

遇到这种情况时，大家可以吃些坚果垫一垫，哪怕是断食期间也不碍事。

此外，**16小时断食术原则上无需忌口。**

刚开始的时候，肯定会有人时间一到就迫不及待地享用米饭、面条、面包等高碳水食品，以及甜食、牛肉等。

但身体习惯之后，也就是"空腹力"得到提升之后，这种暴饮暴食的情况应该就会逐渐减少了。

这就是16小时断食术的"进餐规则"。

大家觉得怎么样？能靠这么简单的方法重置身体，重获健康和青春，岂有不试之理？

断食期间发生在体内的奇迹

▎"断食"的奇效 ①

那么16小时断食术能带来哪些益处，又会对身体产生怎样的影响呢？

首先，制造足够长的空腹时间，有助于激活内脏机能。

正如我在第1章中所说，一日三餐与饮食过量会造成**"上一餐还没消化完，下一餐就来了"**的局面，于是内脏不得不**持续工作，无暇喘息，疲惫不堪**。

久而久之，肠胃与肝脏的机能便会下降，进而导致身体无法充分吸收营养、排出废物。

而肠道环境的恶化会造成免疫力低下，使人身体不适，更容易生病。

若能有意创造空腹时间，哪怕每周只有一天，也能让内脏得到充分的休息。

如此一来便能消除内脏的疲劳，让它们正常工作，腹泻、便秘、过敏、身体状态不佳等健康问题也会得到改善。

此外，当人体因空腹进入暂时性的营养短缺时，清除活性氧的抗氧化酶就会增加，这也有助于降低体内的活性氧含量。

换句话说，断食也可以预防活性氧造成的细胞老化与各种疾病。

▌"断食"的奇效 ②

不仅如此——

脂肪的分解，始于最后一次进餐的10小时后。

人体通过进食摄入的糖类会在肠道中消化吸收，然后通过血液输送到肝脏与全身各处。

糖类是大脑、肌肉和内脏运转的能量源，多余的糖类会以糖原的形式储存在肌肉和肝脏中。这两处放不下了，就转化成脂肪，储存在脂肪细胞中。

长时间不进食，身体就无法从外界获取糖类。这时，身体会先调用肝脏中的糖原，生成热量。

但断食10小时后，肝脏中的糖原储备就会消耗殆尽。于是身体就会分解脂肪，将其转化为热量。

换句话说，空腹的时间越长，就会有越多的多余脂肪被分解，于是体内的脂肪就变少了。

尤其是内脏脂肪，减起来比皮下脂肪更容易。

而且脂肪的分解程序一旦启动，血液中的脂类就会减少，被压迫的血管也能得到解放。据说空腹总时长达到12~24小时后，血液中的糖类也会减少20%左右。

因此，**空腹有助于改善血液和血管的状态**，促进血液循环，与高血压、血液循环不良相关的身体问题也能有所缓解。

内脏脂肪和血管问题是癌症、糖尿病、动脉硬化、心脑血管疾病等生活习惯病的主要病因之一，而创造空腹时间，就能大大降低患上这类疾病的风险。

"断食"的奇效 ③

不过断食最大的益处，莫过于**"启动自噬机制"**。

如前所述，所谓细胞自噬，就是**"更新细胞内老旧蛋白质"**的过程。

换句话说，自噬能让细胞由内而外重获新生。

因此学界认为，自噬对癌症、糖尿病等生活习惯病，以及阿尔茨海默病、传染病等有预防作用，还能防止皮肤和肌肉等部位的老化。

老旧线粒体合成的能量较少，还会生成大量的活性氧。通过自噬焕新之后，便能合成更多的能量，活性氧的生成量也会相应下降。

要想保持健康与活力，自噬的力量不容小觑。

断食还有助于生成一种被称为"酮体"的代谢产物。

酮体是中性脂肪和肌肉在体内分解后产生的能量源，有助于保护神经细胞免受活性氧和炎症的侵害。

因此酮体也是空腹带来的益处之一。

巧妙利用睡眠时间,
轻松制造空腹状态

充分利用睡眠时间，无需忍饥挨饿

接下来，我会为大家讲解制造"空腹时间"的具体方法。

首先是时间段。

请大家尽量把空腹时间安排在睡眠前后。

如此一来就能轻轻松松制造出一段比较长的空腹时间了。

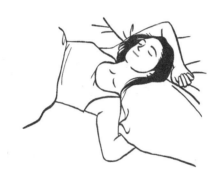

2016年日本总务省调查显示，日本人（10岁以上）的平均睡眠时间为7小时42分钟。

虽然睡眠时间因人而异，但每天睡6~8小时应该是大多数人的常态。

谁都不会一边睡觉一边进食，睡着以后也不会有饥饿感。

但是在睡眠期间，大脑和身体的细胞、组织仍会运转，不断消耗热量，进行新陈代谢。

也就是说，只要充分利用睡眠时间，就能毫不费力地让身体进入饥饿状态，无需忍饥挨饿。

在16小时的空腹时间中安排6~8小时的睡眠，起床后的断食时间就能控制在8~10小时。

▎ 配合"生物钟"来安排你的断食时间

其实夜间不进食也是符合昼夜节律的。

所谓昼夜节律，就是大家常说的"生物钟"。它是生物与生俱来的生活节奏。

据说生物钟几乎存在于人体的每一个细胞中，由"时钟基因"控制。

白天活动，晚上休息——我们的生活节奏与地球的自转周期基本吻合。

白天的身体是交感神经占主导地位。体温升高，分泌让大脑和其他部位紧张兴奋的肾上腺素与抗压激素皮质醇，使身体进入"活动模式"。到了晚上，则是副交感神经占优。体温下降，分泌促进睡眠的褪黑素与生长激素，使身体切换到"休息模式"。

因此在活动频繁、热量消耗大的白天进食，休养生息的夜间则不进食，其实很符合人体与生俱来的生物节律。

不过在过于饥饿的状态下，剧烈的空腹感会让人难以入睡。但吃完饭立刻就寝，则会造成消化不良，影响睡眠质量，也更容易患上胃酸反流引发的反流性食管炎。

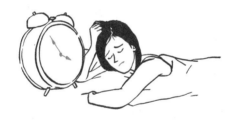

所以我建议大家把不进食的时间合理安排到睡眠前后。比如：

晚餐后2~4小时就寝，睡6~8小时，起床至少5小时后再进餐。

无需强忍,
吃点坚果垫一垫

坚果是断食的好帮手

"起床后 4~5 小时不吃饭，会不会饿得浑身难受啊？会不会没法集中注意力工作啊？"

有些读者也许会有这样的担心。

尤其在刚开始的时候，只要稍微有点饿，就会忍不住想吃点东西，毕竟频繁进餐已经成习惯了。

遇到这种情况怎么办呢？

靠意志力强忍总不是个办法，所以我建议大家**吃些坚果垫一垫（最好是原味的炒坚果）**。

坚果是古人的主食。原味炒坚果低盐低糖，而且富含优质脂肪，有助于抑制血糖飙升。吃少许坚果就能产生饱腹感。

另外，坚果含有现代人容易缺乏的维生素、矿物质、膳食纤维等营养素，含量均衡，有助于保健美容，近年来备受关注。

比如，杏仁富含膳食纤维、铁和具有抗氧化作用的维生素E。

开心果、核桃、腰果、夏威夷果和榛子不仅含有膳食纤维和维生素E，更有不饱和脂肪酸（有助于抑制体内慢性炎症、预防生活习惯病）、维生素B2（促进脂肪燃烧）和锌、钾、镁等矿物质。

更令人惊讶的是，阶段性研究结果显示，坚果富含的不饱和脂肪酸有助于激活自噬机制。

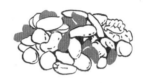

少量的坚果足以缓解空腹感。坚果又扛饿，又能为身体提供必要的营养，助力健康和美丽。我们完全可以说，**坚果是16小时断食术的好搭档。**

选择混合坚果，便能在享受各种口味的同时摄入更全面的营养。

人们常说坚果是高热量、高脂肪食品，不能多吃。但是在16小时断食术中，我们不必太顾忌这点。

因为吃坚果不过是人体掌握"空腹力"之前的过渡措施，不至于发展到长期过量摄入的地步。

在习惯"长时间不进食之前"，你也许会被空腹感分散注意力，无法专注于工作。

遇到这种情况时适当吃些坚果，便能轻松缓解空腹感。

借助坚果不断磨练空腹力，积累经验值，就不至于在空腹期间饿到难以忍受了。

▌沙拉和奶酪也不错

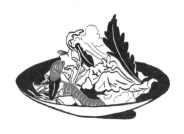

如果你不爱吃坚果，或者对坚果过敏，用新鲜蔬菜沙拉、奶酪或酸奶替代也无妨。

只要不是米饭、面条、面包、肉类等"块状食物"就行。

在形成空腹力之前的过渡期，也可以喝罐装咖啡或者可乐等甜味碳酸饮品，不过请尽量选择添加了人工甜味剂的零卡饮品。

零卡饮品不会拉高血糖值。

不过长期摄入人工甜味剂也会影响肠道环境，干扰胰岛素功能，引发慢性炎症，从而助长肥胖。

所以这种饮品最好不要长期饮用。

刚开始尝试16小时断食术的时候，有些人可能会在饥饿感的驱使下，在"可以进食的时间段"暴饮暴食。

但是当你习惯"长时间不进食"的生活后，**形成了空腹力**之后，你就不再需要吃坚果垫肚子了，也不会在其他时间段过量饮食了。

在达到那个境界之前，"制造尽可能多的空腹时间"就是我们唯一的目标。

关键在于长期坚持，不要勉强自己。

何时断食最合适?
不同生活方式的实践时间表

▎请选择适合你自己的模式

"制造16小时以上的空腹时间"这个目标虽然明确了，但每个人的生活节奏不同，容易实践的时间段也因人而异。

如前所述，结合睡眠时间能有效降低实践难度，也符合人的昼夜节律。

但有些读者可能会说："只要早晚两餐吃饱，不吃午餐也没问题。"

所以接下来，我会为大家介绍两种典型的时间表，分别是**"夜间断食"**和**"白天断食"**。

大家可以评估一下哪一种更适合自己，哪一种实践起来更容易，根据自己的生活节奏加以运用。

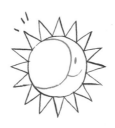

【模式 1 夜间断食】

时间表

6点 起床（早餐前若有强烈饥饿感，可以吃坚果垫一垫）

10点 早餐（早餐到晚餐期间无需忌口）

18点 晚餐

22点 就寝

不进餐的时间段 18点~次日10点

适宜人群

· 65岁以上的老年人与家庭主妇

· 想尽可能缩短"有饥饿感的时间"的人

· 有条件较早用晚餐的人

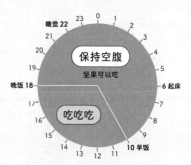

【模式 1】适合晚饭吃得早的人

该模式的优点和注意事项

· 符合昼夜节律，对身体的负担较小，因此抗衰老、防病效果更佳。

· 能将睡眠时间有效纳入空腹时间，容易实施。

【模式 2　白天断食】

时间表

6点 起床 早餐（白天若有强烈饥饿感，可以吃坚果垫一垫）

22点 晚餐

0点 就寝

不进餐的时间段 6点~22点

适宜人群

· 如果不用早餐，上午的正常工作会受到影响的人

· 加班多，晚餐时间较迟的人

· 专注工作时不容易产生饥饿感的人

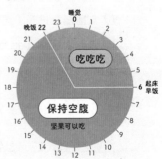

【模式2】适合晚饭吃得晚的人

该模式的优点和注意事项

· 不用午餐，因此不容易犯困，可有效提高工作效率。同时能将午餐时
  间用于工作，省下餐费。

· 早餐可吃可不吃，但早餐要是吃了米饭、面条、面包等含糖量较高的
  东西，中午的饥饿感会比较强。因此如果要吃早餐的话，请尽量以蛋
  白质为主（如沙拉、蛋、肉或鱼）。

如果你已经退休了，或者上午的时间比较宽裕，那也可以对模式 1 稍加改动。

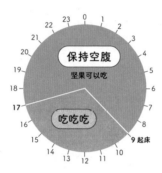

适合即将退休的人群的模式

9 点 起床

17 点前随意进餐（无需忌口）

17 点到次日 9 点 断食 16 小时（饥饿感强烈时吃坚果垫一垫）

"我选了模式 2，可是要参加午餐会议，不得不吃午餐。"

"我选了模式 1，但晚上有一场应酬，要吃到很晚。"

因为应酬出现这类情况时，请大家灵活调整，比如：

"以前都用模式2的，但近期都要开午餐会，就改用模式1吧。"

"平时都用模式1，但年底聚餐多，就改用模式2吧。"

1~2小时的误差无伤大雅。如果你觉得工作日空腹16小时有困难，也可以只在双休日实践。

千万不能急于求成，满脑子想着"我必须每天断食16小时"。不要勉强自己，长期坚持才是胜利。

双休日是"重置身体"的好机会

每周断一次也可以

"16小时断食术"的具体操作方法已经介绍给大家了。我还想借此机会强调一点：

双休日是重置身体的最佳时机。

这种"周末重置法"尤其适合习惯"双休日睡到大中午"的人。

也许有些读者会说："我平时应酬多，很难抽出时间断食。"

刚开始实践16小时断食术的朋友也可能会遇到"因饥饿感无法集中注意力工作"的情况。

如果你也有这样的困扰，不妨先试着在双休日断食16小时。

假设你晚上8点用晚餐，午夜0点就寝，第二天睡到了

中午。

粗粗一算，空腹时间已经达到16小时了。

这么看来，周末空腹是不是比工作日容易多了呀？

不过也许有读者会在心里嘀咕："一周一次够不够啊？"

如果你坚持每天断食，当然能更快收获更明显的效果。但每周长时间断食一次，也有助于分解体内脂肪，激活自噬机制。

我们完全可以利用周末，修复饮食过量在这一周里对身体造成的伤害。

大家不妨循序渐进，先从周末做起。

强迫自己每天断食是不可取的，只有长期坚持，才能笑到最后。

如果你已经十分适应断食了……

如果你还有余力，不妨少吃一顿午餐或晚餐，挑战一下"断食24小时"。

每周断食一整天，可以进一步提升断食术的功效。

因为空腹时间越长，人体分解的脂肪就越多，自噬机制的活性也越高。

正如我在序言中提到的，我习惯在工作日空腹13~14个小时，周末则断食24小时。

我总是用很轻松的心态看待断食，告诉自己"不过是少吃一顿饭而已""回过神来才发现已经24小时没吃东西了"，没有难熬、痛苦之类的感觉。

不过大家**千万不要**因为"断食一整天很简单"就断食24小时以上。

因为"超过24小时不进餐"对身体的伤害很大，擅作决定是非常危险的。

如果你一定要尝试，请务必在医生的指导下进行！

通过简单的力量训练
弥补失去的肌肉

断食也会有弊端

关于16小时断食术，我还有一点要提醒大家：

在实践断食术的同时，
请务必做一些简单的肌肉训练。

因为制造空腹时间会拉低每天摄入体内的总热量，于是体重也会相应下降。

在这种状态下，人体当然会分解内脏脂肪。但与此同时，人体不可或缺的肌肉也会逐渐流失。

这是因为来自外界（食物）的能量断供时，人体不仅会燃烧脂肪，还会燃烧肌肉，试图将其转化为能量。

肌肉量的减少会造成基础代谢率的下降，形成更容易发胖的体质。对老年人而言，肌肉的流失尤其危险，因为没有肌肉，他们就无法撑起自己的身体了。断食本是为了健康，要是因为断食损失了肌肉，那可就本末倒置了。

请做一些简单的运动吧

肌肉训练固然必要，却也不需要做什么特殊的动作。

"上下楼梯""在力所能及的范围内做俯卧撑、仰卧起坐和深蹲"这种日常生活中的锻炼就足够了。

我也会在断食的同时做些肌肉训练，内容简单得很：早上做俯卧撑和仰卧起坐，做到做不动为止。

运动过量也是生成活性氧的原因之一。

所以**肌肉训练请务必在力所能及的范围内进行。**

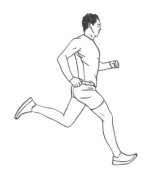

据说体重60kg的人慢慢上下楼梯20分钟左右，就能消耗100千卡的热量，与同等体重的人慢跑12分钟消耗的热量相当。

因此"上下楼梯"也是一种能在日常生活中进行的有氧运动。

【现身说法 1】
中性脂肪大大降低，脂肪肝显著改善！

（50多岁 男性公司职员）

　　我在公司组织的体检中查出了脂肪肝，急需调整饮食习惯，于是就找到了青木医生的诊所。

　　当时我的中性脂肪是338mg/dl，GOT和GPT分别是37U/L和62U/L，"坏胆固醇"是135mg/dl，全部严重超标，而且还患有睡眠呼吸暂停综合征。

　　青木医生建议我用断食改善健康状态，于是我便开启了实践断食的生活。工作日断食14~15小时（早上7点半到晚上10点断食），周末抽一天断食16小时（晚上10点到第二天下午2点。有余力的时候连午餐都不吃，断食20~24小时）。

　　我这人爱喝酒，每晚的酒水和下酒菜是必不可少的，但我不觉得"白天不吃东西"是特别痛苦的事情。

　　有时会在下午3点左右觉得饿，但公司也没东西给我吃，所以只能忍着。忍一段时间，饥饿感也就消失了。

　　坚持一年后，效果非常明显。

　　GOT 和 GPT 分别降到了 24 U/L 和 31 U/L，和标准值差不多了。脂肪肝显著改善，"坏胆固醇"也降到了 101 mg/dl。

　　最关键的是，体重减了 7 kg，中性脂肪也猛降到了 207 mg/dl。

　　以前我经常在餐后乏力、犯困，但实践断食术之后再也没出现过这种情况。头脑更清醒了，工作起来也更专注了。

　　今后我也会在力所能及的范围内，增加空腹时间。

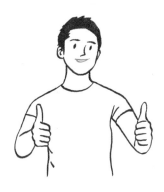

【现身说法 2】
短短 3 个月，血压降到标准值，告别顽固性便秘！

（60 多岁 女性 家庭主妇）

青木医生刚开诊所的时候，我就是他的患者了。他一直在为我提供健康方面的建议。

肥胖是困扰我多年的老大难问题。

我的身高只有 155 cm，体重却有 78 kg，收缩压也超标了，高达 135 mmHg（标准值是 120 mmHg）。

我一直都想减肥。一天，医生告诉我："有意识地制造空腹时间，可以让腰围在 4 个月里缩小 8 cm。"我立刻就心动了，决定尝试一下。

我把断食安排在了工作日晚上 9 点到早上 9 点（12 小时）和周六晚上 9 点到周日晚上 9 点（24 小时）。

我这人向来贪吃，所以我原以为断食会很难熬的，没想到工作日的 12 小时断食执行起来毫无难度，周末的 24 个小时也能借助坚果和沙拉熬过来。

3个月后，我瘦了4kg，体重降到了74kg。

而且收缩压降到了121mmHg，接近标准值，"坏胆固醇"也有所下降。

困扰我多年的顽固性便秘也消失了。老公和孩子都说我看起来比以前更健康、更年轻了。

我打算把这种饮食法坚持下去，让自己更苗条、更健康！

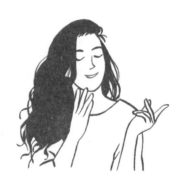

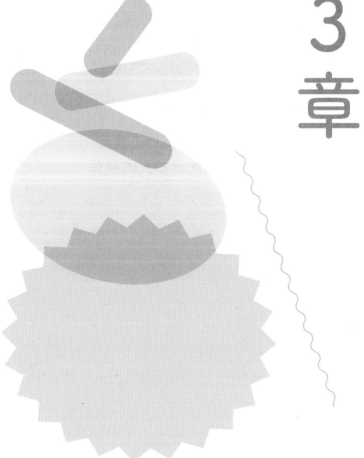

用"断食"之药解"糖类"之毒

第3章

白米饭、面包和加工食品
正在侵蚀现代日本人的身体

正常进餐也无法避免"过量摄入糖类"

在第1章中，我为大家分析了一日三餐与饮食过量的危害。第2章则具体介绍了有助于重拾健康与年轻的饮食法。

在本章中，我想和大家聊一聊"糖类（碳水化合物）"。因为增加空腹时间的饮食法能有效改善因"过量摄入糖类"引起的各种疾病和健康问题。

作为一名医生，这些年来我一直在和糖尿病患者打交道。

在此过程中，我深感现代日本人在日常生活中摄入了过多的糖类，而这对我们的身体造成了种种伤害。

不知道大家有没有这样的经历：

"常用盖浇饭、面条和面包填饱肚子，但总是一吃完就犯困，心情也很烦躁。"

"刚吃完又饿了。"

"总是困倦乏力，无心工作。"

这些症状，也许都是过量摄入糖类造成的。

一碗米饭 ≈ 17 条咖啡糖包

糖类物质属于碳水化合物，米饭、面条、面包和甜食中都有大量的糖。

大家知道一碗白米饭（约150g）里有多少糖吗？

答案是50克左右，与17条3克左右的咖啡糖包相当。

如果你吃的是盖浇饭或咖喱饭，摄入的糖就是普通米饭的1.5~2倍。

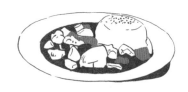

另外，一份清汤乌冬面（约250g）含有60克左右的糖。

换算成糖包，就是足足20条。

由此可见，我们每天摄入的糖多得吓人。

"想一个人随便吃点填饱肚子的时候，或是忙得没时间慢慢用餐的时候，我总会下意识地选择饭团、面条、盖浇饭、咖喱饭之类的东西。"——这也许是许多读者的常态。

这些食物确实能让我们迅速产生饱腹感，很是方便，却也会让我们摄入过多的糖。

糖会让人上瘾

而且我们可以毫不夸张地说，**现代人吃的东西几乎都含有糖类。**

看看超市货架上的熟食与加工食品的配料标签就知道了，很难找到不含葡萄糖、糖稀等糖类的产品。

怎么会这样？事出有因。

人脑会分泌种种物质，其中就包括了"多巴胺"和"β-内啡肽"。

多巴胺被称为"大脑的奖励机制"，β-内啡肽则被称为"脑内毒品"。当人的欲望得到满足（或是人意识到自己的欲望将得到满足）时，大脑会分泌出这两种物质，使人产生快感，但强烈的快感也会带来强大的成瘾性和依赖性。

而研究结果显示，糖能增加多巴胺和β-内啡肽的分泌量。

这就是人会在吃甜食的时候产生幸福感的原因。一旦开始吃糖，就会想吃更多更多的糖。

所以含糖的食品格外畅销，泛滥成灾，而我们也会下意识地选择这类食品。

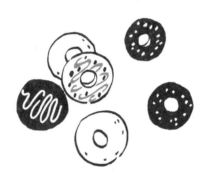

▎过量摄入糖类会让体内失衡

如前所述，血液中的葡萄糖含量会在餐后上升。于是胰腺就会分泌胰岛素，以降低血糖。

蛋白质和脂肪在体内分解时也会产生葡萄糖，但源自糖类的葡萄糖要多得多。摄入糖类会使血糖飙升，逼迫胰腺不得不分泌更多的胰岛素。

而且大多数现代人每天都要吃精制过的白米饭、面粉和白砂糖。

通过这类食物摄取的营养物质会被人体迅速吸收，导致血糖飙升。

于是身体就会急忙分泌大量的胰岛素，造成血糖骤降。

▌进餐后立刻犯困的人要格外小心

这也许是因为平时摄入了大量的糖，形成了血糖容易上升的体质。

当摄入糖类时，人体会分泌过量的胰岛素，使人迅速陷入低血糖的状态（血液中的葡萄糖异常少）。

于是人就会犯困、乏力、没精打采。

总而言之，摄入过量糖类会导致血糖含量的剧烈波动，破坏现代人的身心平衡。

引发肝硬化和肝癌的"脂肪肝"

"脂肪肝"是这么来的

过量摄入糖类会对内脏造成多方面的损害，但受影响最严重的器官也许是肝脏。

摄入体内的糖如果没有用完，就会在胰岛素的作用下，由肝脏转化为中性脂肪，储存起来。

问题是，**人体无法以热量的形式将过量摄入的糖消耗干净，于是多余的糖就会不断转化为中性脂肪。**

如果每天的热量消耗量因缺乏运动或年龄增长引起的基础代谢下降而减少，转化为脂肪的糖就会越来越多，使人体不必要的脂肪在肝脏中日渐堆积。

我们将这种脂肪在肝脏中**过量堆积**（超过肝细胞的30%）的状态称为"脂肪肝"。

过量摄入糖类导致脂肪肝的人越来越多

脂肪肝患者呈逐年增加趋势，据说现在每四个日本人里就有一个患有脂肪肝。

听到"脂肪肝"这个词，大家往往会联想到"身材肥胖的人"，殊不知体型偏瘦的脂肪肝患者也不在少数。

人们曾一度认为脂肪肝的主要病因是酒精摄入过多。

然而近年来，由于过度摄入糖类、脂类等酒精之外的**因素患上脂肪肝的人是越来越多了。**

一旦患上脂肪肝，多余的脂肪就会堆积在肝细胞中，使细胞膜的通透性上升，导致肝细胞破损，于是肝细胞中的酶便会进入血液，导致血检的GOT、GPT（两者都是原本存在于肝细胞内的酶）数值偏高。

脂肪肝还有一大特点，那就是容易引发肝炎。

尤其是非酒精因素（如过量摄入糖类）引起的脂肪肝，情况严重时可导致非酒精性脂肪性肝炎（NASH）。

NASH是一种伴有肝脏炎症与纤维化的疾病。

纤维化的肝脏会变硬，功能进一步衰退。持续恶化，有可能导致肝硬化、肝癌等危及生命的疾病。

而且研究结果显示，**胰岛素不易对脂肪肝患者起效，因此他们的血糖也很难下降，患糖尿病的风险更高。**

肝脏中的脂肪还是比较好减的，所以哪怕得了轻度脂肪肝，只需排除病因，就能扭转局势。

　　不过肝脏与肾脏都是"沉默的器官"，不容易引发疼痛等明显的症状。查出问题的时候，往往已经很严重了。

　　因此定期体检是很有必要的，平时也要注意饮食，避免过量摄入糖类。

通过调整饮食，
将糖尿病扼杀在摇篮里

糖尿病已成日本国民病

在本章中，我们探讨了过量摄入糖类对身体各方面的伤害。其实糖类过量带来的头号问题，就是"增加患糖尿病的风险"。

近年来，日本的糖尿病患者呈持续上升趋势。

厚生劳动省开展的"2016年国民健康与营养调查"显示，"高度疑似糖尿病的人（糖尿病患者）"在全国约有1000万之多。

这项调查始于1997年，当时的糖尿病患者不过690万人。可随着时间的推移，这个数字一直在稳步增长。

此外据推测，截至2016年，"无法排除糖尿病可能性的人（糖尿病预备军）"也有足足1000万。把患者与预备军都算上，那就是2000万人。换句话说，**每六个日本人中就有一个**。

也许把糖尿病定位为日本的国民病也毫不夸张。

你知道糖尿病分 1 型和 2 型吗?

糖尿病是一种以血液中的葡萄糖浓度过高(高血糖)为特征的代谢性疾病,有"1 型"和"2 型"之分。

正常情况下,血糖由一种叫"胰岛素"的激素控制。而负责分泌胰岛素的,是胰腺中的朗格汉斯岛(即胰岛)的"β 细胞"。

如前所述,当我们通过食物摄取糖类,导致血糖上升时,胰腺就会分泌胰岛素。

血液中的糖会有一部分用作大脑、肌肉和内脏运转的能量,而多余的糖则在胰岛素的作用下,以糖原的形式储存在肌肉和肝脏中,或是以中性脂肪的形式储存在脂肪细胞中。

于是血糖就下降了。

如果 β 细胞在某种因素的作用下遭到破坏,不再分泌胰岛素,人就会患上 1 型糖尿病。

β 细胞被破坏的原因尚不明确,但专家推测,可能是失控的免疫细胞攻击了 β 细胞。

如果一个人因为饮食过量(尤其是过量摄入糖类)、

缺乏运动导致血糖居高不下，全身细胞对胰岛素的敏感性就会逐渐下降。

　　由于血糖值迟迟不降，胰腺会拼命分泌更多的胰岛素，最后筋疲力尽，丧失分泌能力。这就是 2 型糖尿病。

　　1型糖尿病多见于青少年，但各个年龄段的患者都有。2型糖尿病却和生活习惯密切相关，往往在40岁以上发病。

　　但近年来，受饮食习惯改变等因素的影响，十几岁、二十几岁的2型糖尿病患者也在不断增加。

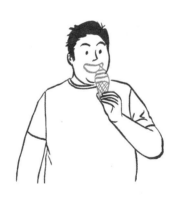

糖尿病会引起许多并发症

糖尿病的可怕，在于它会引起各种并发症。

无论是1型糖尿病还是2型糖尿病，胰岛素分泌减少与胰岛素敏感性下降都会造成**血糖值居高不下，进而损伤血管，导致出血和血管变窄，影响多个器官。**

例如，视网膜毛细血管一旦出血，就会造成视网膜病变，增加失明风险。

而肾脏的血管一旦受损，其血液过滤功能就会受损，导致人体无法正常排出废物，患上"糖尿病肾病"。

此外，糖尿病也会增加心绞痛、心肌梗死、脑梗死等心血管疾病及认知症、癌症的患病风险。

我们不必过度恐惧糖尿病，但是为了过上健康的生活，远离"过量摄入糖类"等糖尿病的病因确实非常重要。

对糖尿病人而言，
增加"空腹时间"
比"控糖"更有效

控糖！控糖！控糖！

那么，我们应该如何保护自己的身体，免受过量摄入糖类的伤害呢？

最容易想到的方法莫过于"**减少进入体内的糖类**"。

不知大家有没有听说过"控糖"这个词？

控糖是近年来备受关注的一种保健减肥方法，其中心思想是"将通过米饭、面包、薯类、水果等碳水化合物摄入的糖限制在**每天130g以内**"。

不吃糖，人体就会进入热量短缺的状态，进而分解储备多时的中性脂肪，将其转化为热量。通过这种方法，人可以相对轻松地瘦下来。

控糖起初作为一种针对小儿难治性癫痫的有效方法在欧美国家普及开来，但由于它能调节血糖，减轻体重，久而久之就变成了一种受欢迎的减肥方法。

控糖的弊端

近年来，人们开始越来越多注意到控糖的危害与弊端了。

首先，控糖会在减脂的同时造成肌肉流失。

据说成年人每天所需的糖类物质是170g左右。

如果把糖类的摄入量控制在每天130g以下，人体就会试图把构成脂肪和蛋白质的氨基酸转化为糖，用作热量。

于是，肌肉量便会相应下降。

如果你还年轻，或者身材比较肥胖，掉点肌肉也就罢了，老年人还是想办法避免为好。

因为控糖搞垮了身体、患上疾病的人也不在少数。

控糖期间，热量的主要来源是脂肪和蛋白质，所以"除了糖，什么都可以吃"是控糖的大原则。

于是有些人就猛吃肉类和含油食品，心想"只要不吃糖就行了"。

久而久之，"坏胆固醇"等脂类物质便在血管中堆积，使血管变窄，导致脑梗死、心肌梗死等疾病。

另外，控糖是美国糖尿病学会认可的"糖尿病治疗方法"，但日本糖尿病学会并不认可。

糖尿病患者也可以尝试断食

那我们到底该如何避免过量摄入糖类的危害呢？

我还是建议大家制造空腹时间，"重置"体内的糖类。

制造一定的空腹时间（每天一次、每周一次皆可）有助于降低血糖，这招对平时摄入糖类较多的人同样有效。

而且在长时间无法通过食物补充糖类的状态下，身体会分解脂肪细胞和肝脏中储存的脂肪，将其用作能量源。

也就是说，**我们可以通过断食缓解脂肪肝，减去多余的内脏脂肪。**

这个方法最大的好处，莫过于"无需鉴别糖类与脂类"。设定不进餐的时间，养成习惯，就能轻轻松松控制糖类的摄入，从而改善糖类过多的状态。

控糖时不能随心所欲地吃东西，心里难免会有些烦躁。但我介绍的断食术**不用忌口，所以更容易坚持。**

而且最近的研究表明，自噬机制也许可以促进胰岛素的分泌，从而改善2型糖尿病。

事实上，"糖化血红蛋白"（HbA1C）因养成空腹习惯下降的情况并不少见。

HbA1C体现了与葡萄糖结合的血红蛋白的占比。这个数字越高，就说明血液中的葡萄糖越多（血糖越高）。

HbA1C反映的是2~3个月的平均血糖值，所以很难降低。但是在我的指导下实践断食术的2型糖尿病患者中，有几位的HbA1C数值竟在短短3个月里下降了0.6%。

由此可见，"制造空腹时间"的饮食法能帮助我们轻松重置糖类过多的状态，减掉多余的脂肪，远离疾病。希望大家都能尝试一下。

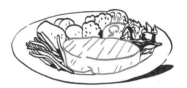

"断食"让疾病不近身！

第4章

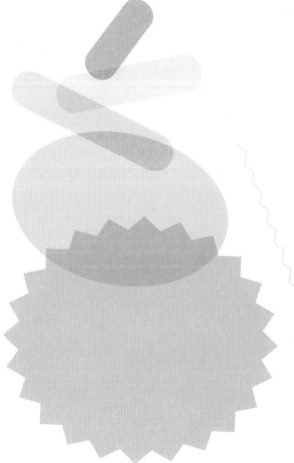

以"断食"去除致癌因素

▌"空腹"帮你降低癌症风险

如前所述，制造空腹时间的饮食法能有效消除"过量摄入糖类"的危害。

不过能通过这种饮食法改善或预防的健康问题和疾病不仅于此。

虽说疾病种类繁多，但最受人关注的应该还是"癌症"。

自1981年起，癌症一直是日本人的头号死因。

据说每两个日本人中必有一人患癌，每三个人中就有一人死于癌症。

癌症是一种可怕的疾病，但它也是我们非常熟悉的一种疾病，谁得了都不奇怪。

不过在日常生活中践行"养生防癌法"或"防癌饮食法"的人恐怕不多。

哪怕你听说"吃××对身体好"，每天坚持也绝非易事，能切实执行的少之又少。

但"制造空腹时间"的饮食法不限制大家吃什么，所以相对来说比其他方法更容易坚持下去。

人体原本就有预防癌症的机制

在探讨为什么"制造空腹时间"能有效预防癌症之前，我想先简单介绍一下癌症的发病机制。

我们的身体由60万亿个细胞组成。

这些细胞每天都会重复分裂，生成新细胞。细胞分裂完全按照基因（DNA）中的信息进行，实现精准复制。

但DNA如果在某种因素的作用下受损，复制时就会出错，导致突变，催生出癌细胞。

肠胃等器官的表面部位在修复损伤时一旦出错，也会生成癌细胞。

正常的DNA控制着细胞分裂的速度和频率，与周围环境保持协调。而复制错误等因素造就的癌细胞不受此限制，会无限增殖。

DNA暴露在种种攻击之下（包括外界刺激、活性氧等），因此人体内每天都会生成3000~5000个癌细胞。

但人体也有负责修复DNA的酶，受损的DNA能迅速复原。

当DNA受损严重，无法修复时，人体也会立即清除受损细胞，防止癌细胞产生。

这就是所谓的**细胞凋亡**（apoptosis）。

如果修复和凋亡都不成功，在全身的血液中巡逻的免疫细胞就会妥善清除已经形成的癌细胞。

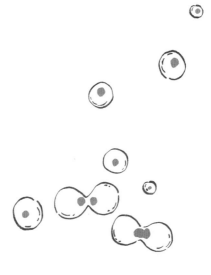

由此可见，人体有层层防御机制的保护，不会轻易患上癌症。但是DNA受攻击的次数一旦增加，修复功能、凋亡机制与免疫功能一旦受年龄增长等因素的影响下降，就难免会出现"漏网"的癌细胞。

糖尿病患者更易得癌症

为什么制造空腹时间可以预防癌症？因为这种方法可以"减脂减肥"。

其实，癌症与糖尿病和脂肪有着密切的关系。

糖尿病患者与肥胖人群的患癌风险明显偏高。

国际癌症研究机构（IARC）曾对平均年龄在62~63岁的4万多人开展过一项调查。结果显示，**腹围每增加11cm，与肥胖相关的患癌风险就会上升13%**。

日本糖尿病学会和日本癌症学会的调查也显示，**糖尿病患者的癌症发病风险约为普通人群的1.2倍**。

为什么糖尿病和肥胖（脂肪）会增加患癌风险呢？

关键在于**内脏脂肪**。

内脏脂肪会降低人体对胰岛素的敏感性。

换句话说，**内脏脂肪较多的人，血糖更不容易降下来**。

糖尿病患者对胰岛素也不敏感。

于是身体不得不拼命分泌更多的胰岛素来降低血糖，导致体内胰岛素水平升高。

而胰岛素水平居高不下会造成种种影响，比如：

细胞不易凋亡
细胞增殖速度加快

在这种状态下，癌细胞更容易在体内存活并增殖。

而且内脏脂肪过多时，人体会分泌一种促进癌细胞增殖的有害激素"IL-6"。

日本癌症协会称，"最近公布的一项针对524万名英国人的跟踪调查显示，22种癌症中的17种的发病率与肥胖程度成正比"。

大肠癌、肝癌、胆囊癌、胰腺癌、子宫癌与肾癌的发病率与肥胖的关系尤其密切，肥胖对健康的危害已是公认的事实。

日本癌症学会还发布了另一项数据：导致癌症的主要原因是吸烟（30%）和肥胖（30%）。

可见"避免肥胖"和"不抽烟"一样重要。

断食有助于消除各种致癌因素

　　如前所述，脂肪（尤其是内脏脂肪）的分解始于最后一次进餐的10小时后。

　　这就意味着，断食是预防癌症的有效方法。

　　当然，断食也有助于改善脂肪肝，进而防止肝癌。

　　不仅如此——

　　肠胃功能一旦因饮食过量紊乱，致癌的毒素就很容易在肠道内堆积，导致肠道环境恶化，免疫力也会受影响。

　　这是因为肠道内有大量的免疫细胞。

　　如果能通过断食改善肠胃功能，有害物质的生成便会受到抑制，被激活的免疫系统也能迅速消灭癌细胞。

　　再加上断食能激活自噬机制，于是活性氧（癌细胞生成的原因之一）的作用也会受到抑制。

　　活性氧大多生成于细胞内的线粒体。

　　相较于新鲜、优质的线粒体，老旧、破损的线粒体会生成更多的活性氧。

　　通过断食激活自噬机制后，老旧线粒体便能焕发新生，活性氧也会相应减少。

综上所述，"断食"这剂良药在预防癌症的层面也有奇效。

　　不过请大家注意，在体内已经生成癌症（恶性肿瘤）的情况下，断食可能会适得其反。

　　因为癌细胞容易陷入饥饿状态，所以医生在治疗时经常采用"断粮策略"，切断癌细胞的营养供给。

　　但自噬机制一旦被激活，癌细胞就会主动生成营养物质，于是就更容易存活下来了。

　　断食旨在预防癌症。因此请癌症患者务必听从医生的指导，不要胡乱尝试。

以"断食"净化血液，
改善高血压

每三个日本人里就有一个高血压

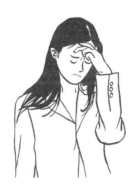

对日本人来说，高血压（血压长期偏高）是一种十分常见的生活习惯病。

厚生劳动省在2014年开展的"患者调查"显示，长期接受治疗的高血压病患者为1010.8万人。若将未接受治疗的患者计算在内，总数约为4300万人。换句话说，每三个日本人里就有一个高血压。

"每次体检都查出血压偏高"的读者恐怕也不在少数。

顺便一提，血压是"心脏泵出的血液通过动脉时施加的压力"，即"血液对动脉壁的推力"。

正常情况下，心脏每分钟搏动60~70次，向动脉泵出血液。

血压计会显示出两个读数，分别是收缩压（高压）和舒张压（低压）。收缩压代表心脏收缩泵血时，血液对动脉血管壁的压力，舒张压则代表心脏舒张时血液对血管壁的压力。

"年龄低于75岁，收缩压高于140mmHg或舒张压高于90mmHg"就是高血压的诊断标准。

血液黏稠会造成动脉硬化

那么高血压到底有什么危害呢？

其实血压长期偏高往往是因为血管变窄了，或是血液太黏稠了。

众所周知，用水泵把水打进软管时，细管比粗管需要更大的推力，水流对管壁形成的压力也是细管更大。

打泥水需要的推力也高于清水，软管承受的压力也是泥水更大。

如果把上面这个例子中的软管替换成动脉血管，把水替换成血液呢？

　　若有多余的物质与废物粘在血管壁上，血液也偏黏稠，心脏就不得不用更大的推力泵血。于是血管受到的压力（即血压）就会升高。

　　狭窄的血管与黏稠的血液最先危害的便是心脏。

　　长期大力泵血，会使心肌变厚、变硬，失去弹性，影响正常功能。

　　所以高血压患者稍微活动一下便会气喘吁吁、心跳加快，心衰的风险也高于普通人。

　　血管也难以幸免。

　　在血管长期受到巨大的压力时，人体会增厚血管壁，防止血管破裂。然而血管壁越厚，血液的通道就越窄。

　　血压本就偏高，于是血液通过狭窄的血管时会施加更大的压力，使血管壁进一步增厚……在这样的恶性循环下，动脉血管壁会变得更厚、更硬，失去柔性和弹性。

　　这种状态，就是我们常说的"动脉硬化"。

　　硬化的血管更容易受损、破裂，血液循环也会受影响，还容易形成血栓，也就是血液中的血小板凝结。

脑部血管的硬化会推高脑溢血、认知症等疾病的风险。如果动脉硬化发生在为心脏输送氧气和营养的冠状动脉，影响了血液循环，患心绞痛的风险便会直线上升。

血管一旦被血栓堵塞，血流就会中断，引发脑梗死或心肌梗死。

饮食过量容易引发高血压

长久以来，"过量摄入盐分（钠）"一直是日本人的高血压首要病因。不过近年来，内脏脂肪型肥胖造成的高血压反而愈发常见了。

在内脏脂肪增加、胰岛素敏感性变差时，胰腺会分泌大量的胰岛素，而胰岛素有激活交感神经、提高血压的作用。而且胰岛素还会干扰肾脏排盐，使血液中盐分浓度上升，最终导致高血压。

此外，增大的大型脂肪细胞会分泌一种叫"血管紧张素原（angiotensinogen）"的升压物质，导致血压上升。

当然，饮食过量（摄入过量糖类与脂类）也会导致高血压。因为血液中的多余中性脂肪和"坏胆固醇"会黏附在血管壁上，使血管变窄。

如果你的血压高是内脏脂肪型肥胖或饮食过量造成的，断食就是值得一试的改善方法。

若能通过断食分解多余的内脏脂肪，减少血液中的糖类、脂类和"坏胆固醇"，高血压就能得到改善。而且研究结果显示，自噬机制也能有效预防、改善动脉硬化等心血管疾病。

以"断食"
降低认知障碍症发病风险

改善饮食习惯有助于预防认知障碍症

近年来，认知障碍症患者的数量直线上升，今后恐怕仍会继续增加。

内阁府在2017年公布的数据显示，2012年全日本的认知障碍症老年患者为462万人，但随着老龄化社会的发展，预计到2025年，这个数字可能会达到800万左右，即"每五个老人中就有一个患有认知障碍症"。

认知障碍症的症状包括"不记得几分钟前发生的事情""记不住新的事情""想不起来要说的词""工作不得要领""不能很好地使用工具"，等等。这些症状会给患者造成巨大的痛苦。而且谁也不知道自己以后会不会得认知障碍症。

肯定也有很多读者在担心："要是我以后得了认知障碍症可怎么办啊……"也有很多人觉得："如果有办法预防认知障碍症的话，我是很想尝试一下的！"

遗憾的是，人们目前还没有找到可以明确预防、治疗认知障碍症的方法，但研究显示，"尽量多与人交流，不与社会脱节""做一些有成就感、能感觉到人生意义的事情，锻炼心脑"以及"**预防生活习惯病**"都有助于预防认知障碍症。

科学家针对高血压、糖尿病、高血脂、脑卒中、肥胖等生活习惯病与认知障碍症的关系进行了大量的研究，认为改善饮食习惯和适度运动都有助于预防认知障碍症。

▎糖尿病或使阿尔茨海默病发病风险翻倍

认知障碍症其实有许多种类型，而日本最常见的认知障碍症是"阿尔茨海默型认知障碍症"，占患者总数的60~70％。

"β–淀粉样蛋白"和"Tau蛋白"在大脑过量堆积，导致神经细胞减少，以控制记忆的"海马体"为中心的大脑组织萎缩，便会造成阿尔茨海默型认知障碍症。"记忆障碍逐步发展""逐步丧失对人物、场所与时间等概念的认知"是这种认知障碍症的典型症状。

阿尔茨海默型认知障碍症的发病机制尚不明确，不过美国的一项研究显示，**这种认知障碍症与高血压、糖尿**

病等生活习惯病相关的因子存在一定的关联性。

而且动物实验表明，"内脏脂肪分泌的有害激素有可能导致β-淀粉样蛋白堆积在脑内"。

此外，九州大学从1985年开始对福冈县糟屋郡久山町的居民开展的跟踪研究（久山町研究）显示，内脏脂肪的增加与2型糖尿病引起的高胰岛素血症会抑制人体分解导致阿尔茨海默型认知障碍症的β-淀粉样蛋白，促使Tau蛋白变性。而糖尿病患者的阿尔茨海默型认知障碍症发病风险是血糖值正常者的2.1倍。

与此同时，脑血管型认知障碍症的发病率近年来呈上升趋势，在日本约占认知障碍症患者总数的20%。

脑血管型认知障碍症的形成机制是脑梗死、脑溢血造成的血流障碍使大脑部分坏死，进而影响了大脑功能。梗死发生在大脑各处，以及"虽然血管没有完全堵塞，但脑部动脉硬化程度较高，致使血流极端不畅"时，也很容易患上脑血管型认知障碍症。

久山町研究显示，高血压患者患脑血管型认知障碍症的风险明显高于血压正常者。

50~64 岁 2.4~10.1 倍
65~79 岁 3.0~5.5 倍

▌断食能在一定程度上预防认知障碍症

综上所述，认知障碍症与生活习惯病密切相关。

而且研究证实，活性氧会损害大脑的海马体等部位，造成神经细胞的损伤，因此活性氧也与认知障碍症存在一定的关系。

断食对生活习惯病有预防作用，也能清除生成活性氧的老旧线粒体。

因此，这种饮食法应该也能在一定程度上预防认知障碍症。

不过请大家注意，**已经发病的认知障碍症患者和癌症患者一样，万不可胡乱断食。**因为断食启动的自噬机制有可能弄巧成拙。

东京医科齿科大学在2015年发表的一项研究结果显示，阿尔茨海默型认知障碍症患者体内的自噬机制一旦启动，大脑中的β–淀粉样蛋白有可能增加，使症状进一步恶化。

断食终究是一种预防措施。如果你怀疑自己患有认知障碍症，或者已经发病确诊了，请务必听从医生的建议，不要擅自尝试。

提升免疫力，
告别过敏与传染病

过敏的原因是免疫细胞失控

一到初春就不停地打喷嚏、流鼻涕，眼睛痒得要命，以致于影响工作，家务也顾不上了。自己、子女或者孙辈对某些食物过敏，做饭时得格外小心。对动物过敏，养不了宠物……

为过敏性疾病所苦的人呈逐年增加趋势。

在短短几十年前，过敏的人还寥寥无几。可现在呢？据说每两个日本人里就有一个对某种东西过敏。

本该保护我们免受疾病和有害物质侵害的免疫系统一旦失控，就会发生过敏。

我们身边总有大量的病毒和有害物质。

但我们不会天天生病，这是因为我们的身体有排除病毒和有害物质的能力，即"免疫力"。

免疫细胞在免疫机制中发挥着核心作用。

在健康人体内，各种类型的免疫细胞均衡分布，相互配合。一旦发现有害异物、病毒等外敌，就会发动攻击。

正常情况下，病毒或有害物质（抗原）进入人体后，免疫细胞会产生与抗原完全匹配的抗体。

如此一来，人体就能更轻松地消灭抗原。

然而在某些因素的作用下，人体会在花粉、食物等没有危害的物质进入体内时生成抗体。

于是当同一种物质再次进入人体，与抗体结合后，人体就会分泌组胺、白三烯等化学物质，试图将其排出体外，引起打喷嚏、流鼻涕、荨麻疹等过敏反应。

▎善待肠道，可改善过敏

那么，人体免疫系统为何会出现过度反应呢？

原因是多方面的，"肠道环境恶化"便是其中之一。

我们的肠道中有三种细菌：有益菌、有害菌和条件致病菌。三者形成了微妙的平衡。肠道环境正常时，有益菌的势力最为强大。但肠道环境一旦恶化，有害菌就会增加。

肠道环境恶化的原因包括压力大导致的自主神经紊

乱、缺乏运动、便秘等，**饮食过量也是其中之一**。

　　大量食物源源不断地进入肠道，以及超负荷工作造成的肠道过度劳累和衰老，都会导致肠道功能退化。届时，没有彻底消化的食物就会积聚在肠道内。有害菌会使这些食物腐败，生成氨、硫化氢等有害物质和致癌物质，致使肠道环境恶化，进一步影响肠道功能。

　　久而久之，人就会出现"**容易腹泻/便秘**""**有害物质通过毛细血管影响皮肤，造成痘痘**""**容易发胖**"等健康问题，为**癌症等重大疾病埋下伏笔**。

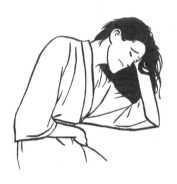

肠道环境的恶化也会严重影响免疫细胞的作用。

其实60％的免疫细胞集中在肠道。

因为它们需要杀灭随食物进入体内的病毒和有害物质。

但肠道环境一旦恶化，免疫细胞就无法正常工作了。

于是它们就会把无害物质视为敌人，发动攻击。

肠道黏膜因有害物质变弱，致使肠壁受损时，未消化的蛋白质也会通过伤口进入体内，引起过敏反应。

因此，呵护肠道，杜绝饮食过量，对改善过敏也有重要的意义。

如果你患有过敏性疾病，不妨尝试一下本书介绍的断食术。

自噬机制有助于降低细菌感染的风险

其实自噬机制也能帮助人体分解引起感染的细菌。

每天都有各种细菌进入我们的身体。

正常情况下，这些细菌会被免疫细胞捕获并分解，不过有些细菌会逃进细胞内（胞内感染）。

进入细胞的细菌一边躲避免疫细胞的攻击，一边享受适宜的温度和水分，利用细胞内的营养物质不断增殖。

A组溶血性链球菌、沙门氏菌、结核杆菌和金黄色葡萄球菌都会逃进细胞内部，而自噬机制可以捕获并分解这类细菌。

A组溶血性链球菌会引起急性咽炎等疾病。沙门氏菌会引发食物中毒。而结核杆菌是结核病的罪魁祸首。

金黄色葡萄球菌存在于皮肤表面和伤口（尤其是化脓处），一旦在食物中增殖，就会生成毒素，造成食物中毒。

通过断食激活自噬机制，就能有效降低通过这些细菌感染上述疾病的风险。

不过有些细菌会利用自噬机制增殖，比如引起性病的衣原体、导致食物中毒的副溶血性弧菌、引发肺炎的军团菌、牙周病菌等。

如果你查出自己感染了上述细菌，或者患上了它们引起的疾病，请务必遵循医嘱。

"断食"正是抗衰老的终极手段

预防衰老，打造不容易疲劳的身体

无论在哪个时代，"衰化"都是困扰着人们的一大难题。

皱纹、色斑、白发越来越多。

记性越来越差。

体力大不如前，容易疲劳……

每个人大概都有这样的烦恼，心想"要是能遏制衰化的进程就好了"。

那么，我们该如何阻止衰老，延缓衰老的速度呢？

要想防止皮肤老化，可以"用化妆水和保湿霜补充水分"，也可以"避免暴晒，防止紫外线的伤害"。而"断食"也是值得一试的方法。

因为断食能帮助我们掌握终极抗衰利器，"更新老旧细胞"。

活性氧促使细胞老化

衰老来源了"细胞老化"。

皱纹和色斑是皮肤细胞老化造成的，白发则是毛发和头皮细胞老化的结果。而记忆力下降，归因于脑细胞的老化。容易疲劳的原因，在于肌肉和内脏细胞的老化。

那么细胞为什么会老化呢？

细胞老化的原因是多方面的，不过有一项因素与之密切相关，那就是本书反复提到的"**活性氧**"。

活性氧有很强的氧化性。少量的活性氧有助于清除病毒和异物，但大量的活性氧会氧化我们体内的细胞。

铁氧化了就会生锈。同理，**细胞氧化了也会生锈 = 老化**。

据说40岁一过，机体就会加速老化。

因为负责去除活性氧的"抗氧化酶"的活性会在40岁后急剧下降。

而与活性氧的生成和抗氧化酶的衰微密切相关的，正是线粒体。

断食能帮助抵抗疲劳，延缓衰老

线粒体是细胞内的微小细胞器，每个细胞都有数百到数千个线粒体。

线粒体负责用糖和脂肪酸等原料合成细胞活动所必需的能量。活性氧也是在这个过程中产生的。

据说人体内90％的活性氧出自线粒体，但线粒体中也含有抗氧化酶。

细胞中的线粒体越新、质量越好、数量越多，合成的能量就越多，受到活性氧的伤害也越小。

因为更新、更优质的线粒体的抗氧化酶活性越高，能合成更多能量，产生更少的活性氧。

然而，年龄增长、饮食过量、缺乏运动等因素都会降低线粒体的质量和数量。

线粒体越老旧、数量越少，合成的能量就越少，细胞也越容易受到活性氧的伤害，造成疲劳和衰老。

大家肯定已经反应过来了。

只要想办法更新线粒体，提高线粒体的质量和数量，就可以阻止细胞老化。

要实现这个目标，最简便易行的方法莫过于"断食"。

因为在16小时不进食的状态下，细胞中的老旧线粒体会在自噬机制的作用下脱胎换骨，焕发新生。

▌希望你也能体验到"断食"带来的各种好处

此外，16小时断食术还有促进生长激素分泌的功效。

生长激素有"加快新陈代谢""增加肌肉量""生成胶原蛋白""促进脂肪分解"等作用。

提升生长激素的分泌量，有助于改善皱纹、色斑等起因于老化的皮肤问题，以及因肌肉量减少产生的疲劳感。

一般来说，40岁左右人群的生长激素分泌量是20岁左右人群的50%左右。据说这也是导致衰老的原因之一。

但刻意制造空腹或低血糖状态，就能促进生长激素的分泌。

综上所述，"断食"是帮助我们远离各种疾病、防止衰老的利器。

希望大家大胆实践本书介绍的16小时断食术，感受空腹的力量！

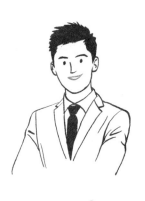

16 小时断食术

作者 _ [日] 青木厚   译者 _ 曹逸冰

产品经理 _ 吴涛   装帧设计 _ 星野   内文插图 _ Ringo   产品总监 _ 夏言

技术编辑 _ 顾逸飞   责任印制 _ 刘淼   出品人 _ 吴涛

营销团队 _ 毛婷 孙烨 石敏   物料设计 _ 星野

鸣谢（排名不分先后）

丁丁虫   陈楸帆   未来事务管理局

果麦
www.guomai.cc

以 微 小 的 力 量 推 动 文 明

图书在版编目（CIP）数据

16小时断食术 / (日) 青木厚著；曹逸冰译. -- 上
海：上海科学技术文献出版社，2022
ISBN 978-7-5439-8552-0

Ⅰ.①1… Ⅱ.①青… ②曹… Ⅲ.①消化系统－保健
－食物疗法 Ⅳ.①R247.1

中国版本图书馆CIP数据核字（2022）第041610号

图字：09-2021-0135

责任编辑：苏密娅
装帧设计：星　野

16 小时断食术
SHILIU XIAOSHI DUANSHI SHU
［日］青木厚　著　　曹逸冰　译
出版发行：上海科学技术文献出版社
地　　址：上海市长乐路 746 号
邮政编码：200040
经　　销：全国新华书店
印　　刷：北京世纪恒宇印刷有限公司
开　　本：787mm × 1092mm　1/32
印　　张：4.75
字　　数：82 千字
印　　数：1-12,000
版　　次：2022 年 6 月第 1 版　　2022 年 6 月第 1 次印刷
书　　号：ISBN 978-7-5439-8552-0
定　　价：45.00 元
http://www.sstlp.com